AF468789

# DE L'HOMOTYPIE

DES

# MEMBRES THORACIQUES

ET ABDOMINAUX

PAR

ALEXIS JULIEN





SCEAUX
IMPRIMERIE CHARAIRE ET FILS
1879

# DE L'HOMOTYPIE

DES

# MEMBRES THORACIQUES ET ABDOMINAUX [1]

PAR

ALEXIS JULIEN



L'humérus n'est pas un fémur retourné.

De toutes les hypothèses (et elles sont nombreuses) qu'on a imaginées pour obtenir la solution du problème de l'homotypie des membres thoraciques et abdominaux, celle qui a donné les meilleurs résultats est, sans contredit, celle de M. le professeur Charles Martins.

Partant de cette idée que l'humérus est un *fémur retourné*, c'est-à-dire un os dont le corps et l'extrémité terminale auraient subi un mouvement de 180°, tandis que son extrémité basilaire serait restée immobile, l'éminent naturaliste de Montpellier fait subir artificiellement au corps et à l'extrémité antibrachiale de l'os du bras un mouvement de 180° en sens inverse de celui qu'il suppose avoir été subi par ces parties.

Cette détorsion opérée, la face convexe de l'humérus regarde

1. Le résumé de ce travail a été lu au Congrès international d'anthropologie dans la séance du 21 août 1878.

en avant comme la face convexe du fémur ; la moitié externe de l'humérus (épicondyle, face et bord externe) devient interne et correspond par conséquent à la moitié interne du fémur (tubérosité du condyle interne, face et bord interne); la moitié interne de l'humérus (épitrochlée, face et bord interne) devient externe et représente la moitié externe du fémur (tubérosité du condyle externe, face et bord externe) ; enfin, le bord antérieur de l'humérus se trouve dirigé en arrière comme la ligne âpre du fémur. A la suite de ces modifications, l'avant-bras se fléchit en arrière sur le bras, comme la jambe sur la cuisse; le radius et le pouce sont en dedans comme le tibia et le gros orteil, le cubitus et l'auriculaire sont au contraire en dehors, comme le péroné et le cinquième orteil.

Mais cette torsion de l'humérus s'est-elle réellement produite? Dans son premier mémoire, M. Charles Martins l'a donnée comme une *torsion virtuelle*, ne s'étant jamais opérée mécaniquement. Depuis, Gegenbaur ayant mesuré sur des fœtus *l'angle* dit *de torsion*, c'est-à-dire l'angle formé par la projection et l'intersection de deux plans, dont le premier passe par les axes de la tête et du corps de l'humérus, et le second par l'axe du corps huméral et la ligne bicondylienne (ligne allant de l'épicondyle à l'épitrochlée), a vu cet angle varier avec l'âge, et en a conclu que l'humérus subissait une véritable torsion de 168° environ; mais il n'a pu suivre les modifications subies par l'os du bras qu'a partir de 121°; il n'a donc pu constater qu'une variation de 47° subie par l'angle dit de *torsion*.

Avant d'aller plus loin, demandons-nous si les conclusions du savant anatomiste allemand sont vraiment les seules que l'on puisse tirer des faits qu'il a observés, et si l'on ne peut trouver à ces faits une autre explication que celle qu'il a proposée? Pour nous, il nous paraît plus rationnel de nous rallier à l'interprétation qu'en a donnée le docteur Campana : « Il n'y a pas plus de fibres tordues dans l'humérus que dans le fémur

. . . . . . . . . . . . . . . . . . . . . . . .

les mensurations angulaires de Gegenbaur et des autres auteurs traduisent sensiblement en chiffres la série des configurations que revêt successivement l'os pendant son développement, et dont la seule cause réelle doit être rapportée à l'inégale répartition de la substance osseuse de nouvelle formation, à l'ossification, à l'accroisement et à la soudure des extrémités, et non à une déformation réelle de la substance déjà existante. »

M. Charles Martins, qui admet les conclusions de Gegenbaur, n'en continue pas moins à professer que la torsion de l'humérus est avant tout une *torsion virtuelle*. Aussi la considère-t-il comme un simple artifice lui permettant de mettre en lumière les homotypies qui existent entre les deux membres.

Cet artifice donne-t-il des résultas aussi satisfaisants qu'on pourrait le croire au premier abord? « Chez les cheiroptères, les oiseaux et les reptiles, dit M. Charles Martins, la torsion est de 90°. L'axe du col de l'humérus est dirigé comme chez l'homme; mais le corps de cet os n'étant tordu que de 90°, la trochlée est tournée en dehors et non en avant; aussi la flexion de l'avant-bras se fait-elle en dehors dans un plan perpendiculaire à l'axe vertébro-sternal. Une chauve-souris, un oiseau, déploient leur ailes en dehors; un reptile étend son avant-bras perpendiculairement à l'axe du corps. La torsion de 90° est donc une des conditions ostéologiques du vol et de la reptation. »

Il semblerait, d'après la lecture de ce passage, que les faces homotypiques des os des membres thoraciques des oiseaux et des reptiles regardent dans le même sens. Or il n'en est rien. Prenons, par exemple, un crocodile et un albatros, animaux sur lesquels M. Charles Martins conseille d'étudier la question : nous voyons que chez le premier (crocodile) la région pleurale (c'est-à-dire celle qui était primitivement appliquée contre les côtes) regarde en avant, en bas et en dedans durant la flexion, tandis que chez l'oiseau cette même région regarde en dehors pendant la production de ce mouvement. Les faces homotypiques du membre thoracique des reptiles et des oiseaux regardent donc en sens inverse. Mais l'humérus du crocodile ayant, d'après M. Charles Martins, subi comme celui de l'albatros, une torsion de 90°, les membres thoraciques de ces deux animaux devraient être dans une position identique, si la direction générale du membre thoracique était vraiment sous la dépendance de cette disposition anatomique.

D'autre part, M. Charles Martins nous dit que la torsion de l'humérus de l'homme est de 180°. La position du membre thoracique de ce dernier devrait donc s'éloigner considérablement de celle qu'affecte le même membre chez le crocodile. Mais si nous comparons les humérus de ces deux animaux, nous voyons que leurs parties homotypiques ont plus d'affinité (par leur direction du moins) que n'en ont les parties correspondantes des humérus du crocodile et de l'albatros. En effet, la région pleurale qui, chez le crocodile, regarde en bas, en avant et en dedans, est tournée en avant et un peu moins en dedans chez l'homme, tandis que chez l'albatros elle se dirige tout à fait en dehors, de sorte que si nous voulions exprimer en chiffres ronds ces différences de direction des parties homotypiques, nous pourrions dire qu'il y a une différence de 45° entre l'humérus du crocodile et celui de l'homme, et une différence de 135° entre celui du crocodile et celui de l'albatros.

Ce fait que nous avons observé pour la première fois, il y a deux ans, dans le musée de l'École d'anthropologie de Paris, où nous pûmes rapprocher du squelette d'un crocodile celui d'un oiseau, nous inspira l'idée de chercher une hypothèse qui fût à la fois moins artificielle et surtout moins capable de conduire à des erreurs semblables à celles où est tombé M. Charles Martins au sujet de la comparaison des reptiles et des oiseaux.

Cette hypothèse, nous l'avons trouvée dans la connaissance d'un fait embryologique bien connu de tous les anatomistes, et auquel M. Charles Martins lui-même a consacré les dernières lignes de son bel article sur la comparaison des membres dans le Dictionnaire encyclopédique des sciences médicales : « Quand le membre supérieur apparaît, dit M. Martins, sur les côtés du corps d'un fœtus de l'homme, d'un mammifère, d'un oiseau, d'un reptile, c'est la main qui se montre d'abord sous la forme d'une palette parallèle au plan vertébro-sternal, c'est-à-dire en demi-supination, le pouce en haut, absolument comme si l'avant-bras était fléchi sur le bras et la paume de la main appliquée contre le corps; c'est ce qui m'a fait dire que l'humérus était *tordu avant d'exister*, puisque cette position de la main suppose la torsion de l'os, avant même qu'il ne se soit développé. . . . . . . . . . . . le membre inférieur se montre aussi sous la forme d'une palette parallèle au plan vertébro-sternal, comme la nageoire ventrale des poissons; mais dans tous les animaux terrestres vivants et fossiles, elle se retourne ensuite vers le sol, et se maintient dans cette position. »

M. Charles Martins qui a si bien observé et décrit la ressemblance existant entre les deux membres au moment de leur apparition, et qui reconnaît que la position du membre abdominal de tous les vertébrés terrestres est une position acquise et non point primordiale, n'aurait pas dû considérer ce dernier membre comme le membre typique auquel doit être ramené le membre thoracique pour l'établissement des homotypies. Puisqu'il ressort des observations mêmes de cet éminent naturaliste que le membre abdominal, aussi bien que le membre thoracique, s'est éloigné de la position qu'il avait au moment de son apparition, il nous paraît plus rationnel de ramener l'un et l'autre membre à sa position primordiale.

Supposons que les deux membres acquièrent tout leur développement en conservant cette forme de palette aplatie parallèle au plan vertébro-sternal, que nous ont fait connaître les observations embryologiques.

Imaginons que les trois segments (bras et cuisse, avant-bras et jambe, main et pied) restent dans l'extension, chaque membre aura une face appliquée contre le corps et une face opposée à celle-ci; nous appellerons la première face *pleurale*, et l'autre face *antipleurale*. En outre, le pouce et le radius, le gros orteil et le tibia seront tournés vers la tête, tandis que l'auriculaire et le cubitus, le cinquième orteil et le péroné regarderont du côté de l'extrémité caudale du tronc : nous pourrons donc dire que les premiers sont dans une position céphalique, tandis que les autres sont dans une position caudale.

Pour retrouver les homotypies des deux membres, il nous snffira, avons-nous dit, de les ramener à leur position embryonnaire, ou du moins à celle qu'ils affectent au moment même de leur apparition. Que devons-nous donc faire pour obtenir ce résultat? Nous voyons d'abord que la face convexe du fémur qui regarde en avant était externe (antipleurale) au moment de son apparition, tandis que la ligne âpre de cet os qui regarde en arrière était interne (pleurale) à ce même moment. Faisons subir au fémur un mouvement de 90° au niveau de son articulation avec la cavité cotyloïde, de sorte que sa face antérieure redevienne externe, et sa ligne âpre interne : le tibia et le gros orteil seront replacés en leur position primordiale (céphalique), le péroné et le cinquième orteil reprendront leur position caudale.

D'autre part, la face convexe de l'humérus qui regarde en arrière et fait vis-à-vis à sa congénère fémorale était primitivement externe (antipleurale), tandis que son bord antérieur était interne (pleural). Faisons aussi subir à l'humérus, au niveau de son articulation avec la cavité glénoïde, un mouvement de 90° tel que sa face convexe redevienne externe et son bord antérieur interne : nous aurons ramené le membre thoracique à sa position primordiale. A la suite de ce mouvement, le radius et le pouce auront repris leur position céphalique, tandis que le cubitus et le cinquième doigt auront été remis dans leur position caudale.

Les deux membres se trouveront donc dans une position vraiment homotypique par ce retour à leur état primordial, et voici les résultats que nous pourrons tirer de leur comparaison :

| HUMÉRUS. | | FÉMUR. | |
|---|---|---|---|
| Bord antérieur. | Pleural. | Bord postérieur. | Pleural. |
| Face postérieure. | Antipleurale. | Face antérieure. | Antipleurale. |
| Grosse tubérosité ou trochiter. | Céphalique. | Petit trochanter ou trochantin. | Céphalique. |
| Bord et face externes. | Céphaliques. | Bord et face internes. | Céphaliques, |
| Épicondyle. | Céphalique. | Tubérosité du condyle interne. | Céphalique. |
| Petite tubérosité ou trochin. | Caudale. | Grand trochanter. | Caudal. |
| Bord et face internes. | Caudaux. | Bord et face externes. | Caudaux. |
| **RADIUS.** | | **TIBIA.** | |
| Bord et face antérieurs. | Pleuraux. | Bord interne et face postér. | Pleuraux. |
| Bord postérieur. | Antipleural. | Bord antérieur. | Antipleural. |
| Face externe. | Céphalique. | Face interne. | Céphalique. |
| Bord interne et face postér. | Axiaux. | Bord et face externes. | Axiaux. |
| **CUBITUS.** | | **PÉRONÉ.** | |
| Bord et face antérieurs. | Pleuraux. | Bord externe et face postér. | Pleuraux. |
| Bord postérieur. | Antipleural. | Bord antérieur. | Antipleural. |
| Face interne. | Caudale. | Face externe. | Caudale. |
| Bord externe et face postér. | Axiaux. | Bord et face internes. | Axiaux. |
| **MAIN.** | | **PIED.** | |
| Face antér. ou palmaire. | Pleurale. | Face inférieure ou plantaire. | Pleurale. |
| Face postérieure ou dorsale. | Antipleurale. | Face supérieure ou dorsale. | Antipleurale. |
| Pouce et bord correspondant à ce doigt. | Céphaliques, | Gros orteil et bord correspondant à cet orteil. | Céphaliques. |
| Auriculaire et bord correspondant à ce doigt. | Caudaux. | Petit orteil et bord correspondant à cet orteil. | Caudaux. |

Pour arriver à ces résultats, nous n'avons eu recours à rien de virtuel; il nous a suffi de faire subir à l'humérus et au fémur, au niveau de leur articulation basilaire, un mouvement de 90° en sens inverse. Ces mouvements sont conformes à ceux qui se produisent normalement, et l'on ne pourra pas dire de notre hypothèse ce que M. Charles Martins disait lui-même de la sienne dans son premier mémoire, lorsqu'il la traitait d'hypothèse d'*ordre métaphysique*.

Il est vrai qu'en vertu de l'hypothèse de la torsion, la grosse tubérosité de l'humérus (trochiter) représente le grand trochanter, la petite tubérosité (trochin) le petit trochanter (trochantin). D'après notre hypothèse, la grosse tubérosité de l'humérus (céphalique) correspond au petit trochanter, qui est aussi céphalique par sa position, tandis que le trochin huméral correspond au grand trochanter. Si l'on tient surtout compte du volume de ces tubérosités, on donnera nécessairement raison au professeur de Montpellier. Mais en morphologie, le volume, aussi bien que la forme et la fonction, n'ont aucune valeur : une seule chose domine les recherches des homologies et des homotypies, ce sont les connexions.

La seule objection un peu sérieuse qui pourrait nous être faite à ce sujet, c'est que les muscles qui vont se terminer au trochiter (sus et sous-épineux) sont, d'après l'hypothèse de M. Martins, homotypiques de ceux qui vont au grand trochanter (moyen et petit fessier), aussi bien par leurs insertions initiales que par leurs insertions terminales. Il en est de même de celui qui va au trochin (sous-scapulaire) et de celui qui se rend au trochantin (iliaque). D'après notre hypothèse, au contraire, ces muscles ne se correspondent que par leurs insertions initiales.

Mais, ainsi que le reconnaît M. Charles Martins, « les points d'attaches musculaires ne sont pas immuables et nous enseignent qu'il ne faut pas donner une importance exagérée aux insertions musculaires, pour la détermination des parties osseuses correspondantes. » Ainsi, par exemple, le long fléchisseur propre du pouce est, par son insertion terminale, l'homotype du long fléchisseur propre du gros orteil, puisqu'il va se terminer sur la face palmaire (pleurale) de la deuxième phalange du pouce, comme l'autre va se terminer sur la face plantaire (pleurale) de la deuxième phalange du gros orteil. Mais, tandis que le fléchisseur du pouce part de la face antérieure du radius, celui du gros orteil part de la face postérieure du péroné qui, comme nous le savons, est l'homotype du cubitus et non du radius. Les muscles qui vont se terminer sur les tubérosités basilaires de l'humérus et du fémur devront donc être ajoutés au groupe des muscles qui ne sont homotypiques que par une de leur insertions.

Enfin, une seconde objection pourra nous être posée au

sujet de la direction des cols de l'humérus et du fémur. Après que l'on a, par le procédé de M. Martins, fait subir à l'humérus une détorsion de 180°, le col de cet os continue à regarder en dedans comme celui du fémur. D'après notre hypothèse, le col de l'humérus forme avec le corps de l'os un angle qui sera ouvert en arrière, tandis que celui que forme le col avec le corps du fémur sera ouvert en avant : les deux cols regarderont donc en sens inverse. Mais deux organes homologues perdent-ils leur homologie par cela seul qu'ils sont inclinés en sens inverse? Évidemment non. Ainsi, par exemple, comme l'a fort bien établi notre maître, M. le professeur Broca, dans son beau travail sur l'ordre des primates « chez les quadrupèdes, les apophyses épineuses des fausses vertèbres dorsales, c'est-à-dire des vertèbres à côtes flottantes, sont obliquement inclinées vers la tête ou en antéversion, tandis que les apophyses épineuses des vraies vertèbres dorsales, c'est-à-dire de toutes les vertèbres dorsales unies au sternum par leurs prolongements costaux, sont obliquement inclinées vers le sacrum, ou en postversion. » Or personne n'a jamais songé à mettre en doute l'homologie de ces deux sortes d'apophyses. Mais si la différence de direction de parties homologues ne détruit point leur homologie, à plus forte raison la différence de direction entre deux parties homotypiques ne détruira-t-elle point leur homotypie, car les organes homotypiques sont moins proches parents que les organes homologues.

Nous avons vu qu'il y avait moins de différence entre le membre thoracique du crocodile et celui de l'homme qu'entre celui du crocodile et celui de l'albatros. Or c'est là, un fait qui ne peut pas être contesté, et, quelque paradoxal qu'il puisse paraître au premier abord, il nous semble qu'il est assez facile d'en donner une interprétation satisfaisante. En effet, le membre thoracique du crocodile est un organe de préhension. Rien n'est plus facile que le passage de la reptation à la préhension. Chez le caméléon, par exemple, non-seulement le membre thoracique, mais aussi le membre abdominal, est adapté à la préhension. Chez l'oiseau, le membre abdominal est aussi adapté à la préhension, et pourtant cette modification fonctionnelle n'a imprimé au membre du caméléon et de l'oiseau que des changements peu sensibles. Le membre thoracique de l'oiseau qui, comme celui des cheiroptères, s'est adapté au vol, a subi, au contraire, des modifications considérables; il y a bien plus loin en effet de la reptation au vol que de la reptation à la préhension. D'ailleurs, notre hypothèse permet de ramener facilement le membre thoracique de l'oiseau à sa position primordiale, et nous avons vu d'un autre côté que l'hypotèse de M. Martins donnait pour la comparaison de deux classes de vertébrés (reptiles et oiseaux) des résultats contraires à la réalité des choses.

## RÉSUMÉ ET CONCLUSIONS

1° On appelle angle de torsion un angle formé par la projection et l'intersection de deux plans, dont le premier passe par les axes de la tête et du corps de l'humérus et le second par l'axe du corps huméral et la ligne bicondylienne (ligne allant de l'épicondyle à l'épitrochlée). Cet angle exprime en chiffres la différence de direction existant entre les axes des extrémités basilaire et terminale de l'humérus. Il peut offrir, ainsi que l'ont démontré Martins, Gegenbaur, etc., des variations suivant les âges, les classes, les ordres, les familles, les genres, les espèces et les races : il constitue par conséquent un caractère important à étudier.

2° Mais ce n'est point de cet angle que dépend la direction et l'attitude générale du membre thoracique. En effet chez les reptiles et les oiseaux, où cet angle a une valeur de 90°, les membres thoraciques regardent presque en sens inverse par leurs faces homotypiques; tandis que, pendant la flexion, la région pleurale de l'humérus du crocodile regarde en bas, en avant et en dedans, elle regarde tout à fait en dehors chez l'albatros; chez l'homme, au contraire, où la torsion est de 180°, cette même région est dirigée un peu en dedans et surtout en avant.

3° Au moment de leur apparition les deux membres sont parallèles au plan vertébro-sternal. Ils ont chacun une face interne (pleurale) et une face externe (antipleurale); le radius et le pouce, le tibia et le gros orteil sont dirigés dans le même sens, c'est-à-dire du côté de l'extrémité céphalique de l'embryon; le cubitus et le cinquième doigt, le péroné et le cinquième orteil, sont aussi dans des positions homotyqiques, car ils regardent l'extrémité caudale de l'embryon.

4° A partir de ce moment, l'humérus et le fémur subissent chacun en sens inverse un mouvement de 90° au niveau des articulations scapulo-humérale et coxo-fémorale. A la suite de ce mouvement, la face externe de l'humérus devient postérieure, le radius et le pouce se placent en dehors. D'un autre côté, la face externe du fémur devient antérieure, le tibia et le gros orteil se placent en dedans. De là résulte la difference de 180° qui existe dans la direction des faces homotypiques des membres thoraciques et abdominaux.

5° L'humérus n'est donc pas un fémur retourné, et le membre abdominal ne peut être considéré comme le membre type; car sa position est acquise aussi bien que celle du membre thoracique.

6° Pour établir l'homotypie des deux membres, il suffira donc de les ramener à leur position embryonnaire primordiale, en faisant subir à chacun d'eux, au niveau des articulations scapulo-humérale et coxo-fémorale, un mouvement de 90° en sens inverse de celui qu'ils ont subi depuis leur apparition.

M. le professeur Sabatier, de Montpellier, à qui nous avions communiqué nos idées sur la torsion de l'humérus, ayant été amené à s'occuper de la même question, à la suite de son beau travail sur la comparaison des ceintures scapulaire et pelvienne, nous a fait savoir par une lettre fort aimable qu'il était arrivé à la même conviction que nous, mais par des voies un peu différentes.

Sceaux. — Imprimerie et stéréotypie Charaire et fils.

www.ingramcontent.com/pod-product-compliance
Ingram Content Group UK Ltd.
Pitfield, Milton Keynes, MK11 3LW, UK
UKHW020230200726
13856UKWH00004B/1685

9 782011 784803